AF319859

TRAITEMENT SPÉCIFIQUE

DE LA

Grippe et de ses Complications

TRAITEMENT GÉNÉRAL DES INFECTIONS
DES VOIES RESPIRATOIRES

Pneumonie, Broncho-Pneumonie, Bronchites fétides
Étapes aiguës de la Tuberculose (associations microbiennes)

PAR LA

TOXIDRINE

SOLUTION ANTI-TOXIQUE INJECTABLE

FORMULE ET PROCÉDÉ DE PRÉPARATION

DU

Docteur FERNAND BARBARY (DE NICE)
MEMBRE DU COMITÉ INTERNATIONAL CONTRE LA TUBERCULOSE
MEMBRE DE LA SOCIÉTÉ DE MÉDECINE DE PARIS
MEMBRE CORRESPONDANT DE LA SOCIÉTÉ THÉRAPEUTIQUE, ETC., ETC.

NICE — DÉCEMBRE 1911

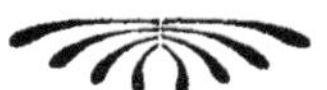

NICE. — TYPOGRAPHIE ET LITHOGRAPHIE J. VENTRE
15, Rue de la Préfecture, 15

TRAITEMENT SPÉCIFIQUE

DE LA

Grippe et de ses Complications

TRAITEMENT GÉNÉRAL DES INFECTIONS
DES VOIES RESPIRATOIRES

Pneumonie, Broncho-Pneumonie, Bronchites fétides
Étapes aiguës de la Tuberculose (associations microbiennes)

PAR LA

TOXIDRINE

SOLUTION ANTI-TOXIQUE INJECTABLE

FORMULE ET PROCÉDÉ DE PRÉPARATION

DU

Docteur FERNAND BARBARY (DE NICE)

MEMBRE DU COMITÉ INTERNATIONAL CONTRE LA TUBERCULOSE
MEMBRE DE LA SOCIÉTÉ DE MÉDECINE DE PARIS
MEMBRE CORRESPONDANT DE LA SOCIÉTÉ THÉRAPEUTIQUE, ETC., ETC.

NICE – DÉCEMBRE 1911

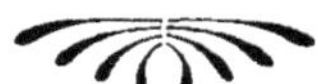

NICE. — TYPOGRAPHIE ET LITHOGRAPHIE J. VENTRE
15, Rue de la Prefecture, 15

OUVRAGES DU MÊME AUTEUR

sur la tuberculose

Prophylaxie de la tuberculose par la désinfection méthodiq ue des locaux devenus vacants. Nice 1899.

Le Cacodylate de Gaïacol. Découverte, essais dans le traitement de la tuberculose. — Mémoire présenté à l'Académie de Médecine, 16 janvier 1900.

Rapport sur la Société de Préservation contre la tuberculose délégué au Congrès de Londres. Juillet 1901.

La Ration Alimentaire du tuberculeux. Les dangers de la suralimentation. Mémoire à l'Académie de Médecine, 19 mai 1903.

Rapport sur une Mission officielle du Ministre de l'Intérieur. Étude de la prophylaxie antituberculeuse dans les centres ouvriers de la Belgique, 1903.

Cure libre de la Tuberculose et Climat méditerranéen. Congrès de Climatothérapie, Nice 1904.

Interprétation nouvelle du Mécanisme de l'hémoptysie tuberculeuse. Congrès international de la tuberculose, Paris 1905, et mémoire présenté à l'Académie de Médecine, janvier 1906. F. R. de Rudeval, éditeur, Paris.

La Grande Faucheuse. Vade Mecum de l'éducation antituberculeuse dans la famille, à l'école, à l'atelier. Ouvrage distribué par le Ministre de l'Instruction publique dans les Ecoles Normales d'instituteurs en 1906. — Nouvelle édition, F. de Rudeval éditeur, Paris 1907. Ouvrage présenté à l'Académie de Médecine.

Traitement préventif et curatif des hémoptysies Mars 1910. Mémoire présenté à l'Académie de Médecine.

LA TOXIDRINE

Préparation Antitoxique

ÉTUDE CHIMIQUE ET PHYSIOLOGIQUE

Les éléments qui constituent la médication **antitoxique** dénommée par nous **Toxidrine,** sont tous chimiquement définis et d'une valeur thérapeutique reconnue.

Un procédé personnel nous a permis de les réunir, rendus entièrement solubles dans l'huile lavée à l'alcool et d'obtenir ainsi une préparation parfaitement limpide et injectable après stérilisation.

Le Cacodylate de Gaïacol AS $(CH^3)^2O^1—C^6H^4—OCH^3$,

Le Camphre $C^{10}H^{16}O$ (Huile camphrée à hautes doses),

Le Sulfate de Strychnine $(C^{21}H^{22}AZ^2O^2)SO^4H^2+5H^2O$
entrent dans sa composition.

Très brièvement, nous exposerons les propriétés chimiques et physiologiques de ces agents de cure. L'un d'eux le Cacodylate de Gaïacol fut introduit par nous en 1900. dans le traitement des maladies des voies respiratoires. Nous indiquerons le mode d'action de la Toxidrine, nous définirons ses indications, sa posologie. Son rôle antitoxique sera mis en lumière dans les observations réunies à la fin de notre travail.

I

Le Cacodylate de Gaïacol

$$AS\ (CH^3)\ ^2O^2 — C^6\ H^4 — OCH^3$$

Le Cacodylate de Gaïacol a été introduit par nous, pour la première fois, en 1900, dans la thérapeutique.

En janvier 1900 nous avions indiqué, dans une note à l'Académie de Médecine, présentée par M. le Docteur Bucquoy, que nous venions d'obtenir une combinaison moléculaire, de l'Acide Cacodylique et du Gaïacol, à laquelle nous donnions la formule $AS\,(CH^3)\ ^2O^2 — C^6\,H^4 — OCH^3$.

Ce nouveau produit paraissait donner des résultats · encourageants dans le traitement de la tuberculose. Dans la suite, au Congrès de Londres 1901, nous avions indiqué les résultats obtenus sur 50 malades tuberculeux. Dans le journal « La Lutte Antituberculeuse » (31 août 1901), nous avions résumé nos études sur ce médicament.

Dès le lendemain de la note que nous avions adressée à l'Académie, des industriels purent fournir au commerce du Cacodylate de Gaïacol. Ces préparations livrées rapidement dans un but intéressé n'étaient que de simples produits d'addition. Ils ne ressemblaient en rien à la combinaison moléculaire chimiquement définie que nous avions étudiée. Depuis cette époque, les laboratoires sérieux ont fourni et fournissent chaque jour du Cacodylate de Gaïacol chimiquement pur. Nous devons mettre en lumière, dès maintenant que les divergences d'opinions des auteurs qui ont étudié le Cacodylate de Gaïacol, peuvent être attribuées à des préparations trop souvent infidèles.

Les praticiens s'adressèrent au Cacodylate de Gaïacol, avec un scepticisme qu'explique facilement le nombre sans cesse croissant de remèdes à efficacité célébrée d'avance. Le Cacodylate de Gaïacol fut tour à tour prôné, puis abandonné. Nous même séduit par les promesses des médications, de la dernière heure, nous avions subi l'influence du doute ; après avoir plusieurs fois délaissé le Cacodylate de Gaïacol, nous en avons fait un des éléments d'une thérapeutique antitoxique, le jour où le rôle de cet agent fut mis en valeur par la communication de M. le Professeur Burlureau à la Société de Thérapeutique de Paris en janvier 1906. Le Cacodylate de Gaïacol est un sel blanc hygrométrique très soluble dans l'alcool, la glycérine, l'huile : sa solubilité dans l'eau est de 5 pour 100, et elle diminue quand la température s'abaisse.

Le Cacodylate de Gaïacol a été étudié par MM. Astruc et Marco de Montpellier, par M. Choay, par M. Vigier.

PRÉPARATION

On fait fondre molécules égales d'acide Cacodylique et de Gaïacol cristallisés ; après fusion complète, on maintient quelques minutes à la température de fusion ; la combinaison se solidifie par refroidissement, on la purifie par cristallisation à l'alcool.

Le produit ainsi obtenu a pour formule :

$$O = AS \begin{cases} OH \\ - CH^3 \\ CH^3 \end{cases} + C^6 H^4 < \begin{matrix} OCH^3 \\ OH \end{matrix}$$

Acide Cacodylique — Gaïacol

$$= H^2 O + O = AS \begin{cases} O - C^6 H^4 OCH^3 \\ - CH^3 \\ CH^3 \end{cases}$$

Cacodylate de Gaïacol

En janvier 1906, M. le Docteur Burlureau, professeur agrégé du Val-de-Grâce, fit à la Société de Thérapeutique une communication sur le Cacodylate de Gaïacol chez les tuberculeux et chez les malades atteints de la grippe. Après avoir rappelé que le Cacodylate de Gaïacol était dû à nos recherches personnelles, M. Burlureau aborda le rôle très spécial de ce médicament dans la grippe :

« C'est surtout chez les grippés, déclara M. Burlureau, que l'injection aqueuse du Cacodylate de Gaïacol produit des effets absolument remarquables. Une ou deux injections de 5 centigrammes font tomber, la fièvre avec une rapidité surprenante. Les malades voient disparaître la courbature, le malaise physique et mental qu'occasionne la grippe à toutes ses périodes; l'expectoration est diminuée d'un jour à l'autre. Enfin pendant la convalescence de la grippe, cette convalescence qui dure quelquefois indéfiniment, une ou deux injections de Cacodylate de Gaïacol produisent aussi un effet des plus remarquables. J'aurai plus de 100 observations à relater ; mais ce que je viens de dire suffit à démontrer que *le Cacodylate de Gaïacol a une action véritablement* **spécifique** *sur le microbe de la grippe.* »

A la suite des déclarations de M. Burlureau nous avions entrepris de nouvelles recherches, sur l'étude du médicament lui-même, et sur sa valeur spécifique chez les grippés.

· Une première série d'observations fut recueillie par nous de janvier à avril 1906 ; une seconde de novembre 1906 au 15 février 1907. Ces observations fournirent un travail d'ensemble qui fut présenté à l'Académie de Médecine le 5 mars 1907 par M. Bucquoy, vice-président. Ce mémoire confirmait les travaux de M. le Docteur Burlureau.

II

Le Camphre $C^{10} H^{16} O$

L'Huile camphrée à hautes doses dans la Thérapeutique. Des maladies des voies respiratoires

Le Camphre du Japon, utilisé en thérapeutique, est une essence concrète retirée par distillation du bois du Laurus ou Cinnamonum Camphora. Ce Camphre $C^{10} H^{16} O$ a été utilisé tout d'abord comme stimulant diffusible et excitant du cœur. Huchard et Faure Miller avaient préconisé les injections d'huile camphrée, à dix centigrammes de Camphre dans la tuberculose pulmonaire ; dans l'œdème aigu du poumon. L'usage de l'huile camphrée se vulgarisa de plus'en plus dans les affections adynamiques, dans le collapsus grave ; mais d'une façon générale, jusque dans ces dernières années, les praticiens utilisaient les injections d'huile camphrée, qui ne dépassaient pas des doses de 0,10 à 0,20 centigrammes de Camphre.

La posologie de l'huile camphrée se modifia peu à peu, et bientôt les expériences des auteurs montrèrent les résultats merveilleux obtenus par l'huile camphrée injectée à hautes doses.

Le Docteur Baudet, de Toulouse, pour lutter contre les grandes infections chirurgicales, injecte 20 centimètres cubes d'huile camphrée pendant cinq à six jours. Dans certains cas d'infection grave, il a injecté matin et soir jusqu'à 50 centimètres cubes d'huile camphrée, soit en 24 heures une quantité égale à 10 grammes de Camphre.

La tolérance de ces doses massives est parfaite, sans le moindre signe d'intoxication. Les résultats obtenus par le Docteur Baudet lui font admettre que le Camphre à dose massive joue un rôle antitoxique.

Seibert, de New-York, partage cette opinion, et il a montré qu'un lapin recevant une dose mortelle d'émulsion de pneumocoques, se rétablit en quelques jours, si on lui administre toutes les douze heures une injection souscutanée de un centimètre cube d'huile camphrée à 20 %.

Esser, de Bonn, a donné sans inconvénient 23 grammes de Camphre en 4 jours en injections à un homme de 43 ans. Il a injecté également 12 grammes de Camphre à un enfant de 4 ans en cinq jours.

Wütz a donné à des nourrissons atteints d'entérite 0,80 centigrammes de Camphre.

Oppenheim et Crépin ont obtenu des résultats remarquables chez des vieillards atteints de pneumonie et de broncho-pneumonie. Ces malades recevaient 3 ou 4 injections de 5 centimètres cubes en 24 heures soit 3 à 4 grammes de Camphre en 24 heures.

Lafon (thèse de Paris, 1911) a montré également les bons effets du traitement des pneumonies chez le vieillard par les injections d'huile camphrée à hautes doses : 15 à 20 centimètres cubes d'huile camphrée à 20 °/₀ deux ou trois fois en 24 heures.

Personnellement dans les pneumonies, dans les infections des voies respiratoires d'origine grippale, dans les associations microbiennes nous injectons depuis deux ans l'huile camphrée à hautes doses. Cette huile camphrée sert de véhicule à la Strychnine et au Cacodylate de Gaïacol, etc.

III

Le Sulfate de Strychnine

Le Sulfate de Strychnine ($C^{21}H^{22}AZ^2O^2$) $SO^4H^2 + 5H^2O$, bien étudié dans ces dernières années, a été utilisé par nous dans notre préparation, comme un tonique, excellent agent de lutte contre l'adynamie qui accompagne toutes les infections. La Strychnine a reçu des applications multiples basées sur ses propriétés physiologiques. Nous n'avons eu personnellement en vue que d'utiliser ses propriétés physiologiques particulières, sur la respiration et le système nerveux.

A doses thérapeutiques, la Strychnine est un stimulant des centres respiratoires. Stricker et Rokitansky ont démontré que si l'on sectionne la moelle épinière au-dessous de l'atlas, la respiration ne s'arrête pas complètement, si l'on a eu soin d'injecter au préalable à l'animal un peu de Strychnine.

Tous les auteurs sont d'accord pour reconnaître l'action de la Strychnine sur l'asthénie nerveuse.

Huchard et Fernet ont préconisé la Strychnine pour combattre l'asthénie nerveuse de la grippe.

Le sulfate de Strychnine est soluble dans 10 parties d'eau et 75 d'alcool à 90°. Il est *insoluble* dans l'huile. Nous avons pu cependant le rendre soluble dans notre préparation à base d'huile camphrée et Cacodylate de Gaïacol : grâce à un procédé personnel de laboratoire.

En réservant le nom de Toxidrine à une solution antitoxique préparée d'après notre formule et sous notre contrôle, nous avons voulu que notre agent thérapeutique put offrir toutes les garanties au point de vue, valeur des produits, posologie — stérilisation.

LA TOXIDRINE

dans le traitement de la Grippe et ses complications

MODES D'ACTION DE SES ÉLÉMENTS

1° Mode d'action du Cacodylate de Gaïacol

Les observations recueillies par M. le Docteur Burlureau, sa communication à la Société de Thérapeutique, janvier 1906 ; notre Mémoire à l'Académie de Médecine, 5 mars 1907 ; les études de différents auteurs permettaient d'attribuer au Cacodylate de Gaïacol une action spécifique sur le microbe de la grippe.

Que la grippe soit due à un microbe spécifique, microbe de Pfeiffer, ou à une association microbienne, micrococcus catarrhalis, streptoccoques, pneumo-bacilles, etc., il est un fait, c'est que le Cacodylate de Gaïacol possède vis-à-vis de l'organisme infecté, deux rôles importants grâce à ses deux agents de combinaison.

L'un l'acide cacodylique, comme dès 1899, l'avait montré M. le Professeur Gauthier, procure des moyens de défense à l'organisme par la suractivité donnée aux globules lymphoïdes et en particulier aux polynucléaires chargés de nous débarrasser des bactéries infectieuses et de leurs produits toxiques. L'autre le Gaïacol entraîne une atténuation dans la virulence de l'infection : le mécanisme d'action du Gaïacol n'a jamais été nettement défini. Parmi les différentes explications données, celle émise par Bourquelot nous paraît la plus scientifique. Bourquelot dans un mémoire sur le Gaïacol comme réactif des ferments oxydants fait remarquer (Société de Biol., t. XLVIII, page 196, 13 novembre 1896) que le Gaïacol possède des *propriétés diastasiques* qui se rapprochent de celles des *ferments oxydants*. Le Gaïacol, dit Bourquelot, éther de la pyrocatéchine, est coloré par le ferment de beaucoup de phanérogames.

On peut comme la résine de Gaïac, le dissoudre dans l'hydrate de chloral.

Au même titre que le Gaïac, le liquide coloré par un ferment oxydant *se décolore à 100°.*

Le Gaïacol se rapprocherait de ces composés oxydés qui peuvent céder facilement leur oxygène à d'autres composés capables de les céder à leur tour.

Il est possible, déclare-t-il, que *de tels faits puissent servir à expliquer l'action physiologique* du Gaïacol dans les *maladies de la respiration.*

2° Mode d'action de l'Huile camphrée

A la suite des études faites sur l'huile camphrée et en particulier, en raison de ses propriétés antitoxiques dans le traitement des infections pneumococciques nous avons associé le Camphre et le Cacodylate de Gaïacol dans une solution d'huile lavée à l'alcool.

Le Camphre s'élimine en partie en nature *par le poumon* et par la peau. Une partie s'oxyde dans l'organisme en donnant deux acides : l'un non azoté, acide camphoglycuronique (Schmiedeberg, Wiedmann et Meyer), l'autre azoté ; tous deux s'éliminent par les urines. Le Docteur Baudet, de Toulouse, injectant de très hautes doses d'huile camphrée a remarqué que l'haleine prenait une odeur de Camphre quelques heures après l'injection, signe d'une élimination par la voie pulmonaire.

La propriété *antitoxique* du Camphre a été reconnue par bien des auteurs. Pour nous le Camphre introduit dans l'organisme y jouerait deux rôles :

1° Le Camphre faisant partie des produits dits stéaroptènes, essences solides oxygénées agirait comme un antiseptique puissant, à action d'autant plus rapide qu'il s'oxyde dans l'organisme et s'élimine en partie par le poumon ;

2° Le Camphre en solution huileuse à hautes doses agirait très spécialement en renforçant le pouvoir lipasique des leucocytes de l'homme.

3° Action du sulfate de Strychnine

Le sulfate de Strychnine vient à son tour parachever l'œuvre de la défense de la Toxidrine dans la grippe et ses complications. Elle stimule les centres respiratoires ; elle combat l'asthénie nerveuse qui accompagne toujours les infections grippales.

Pour nous résumer on peut établir en un tableau les rôles joués par les éléments de la Toxidrine dans les infections grippales :

1° *Rôle antitoxique*

CAMPHRE . . . .
{ Produit stéaroptène oxygéné activant le pouvoir lipasique des leucocytes.
Action spéciale vis-à-vis du pneumocoque.

GAÏACOL . . . .
{ Pouvoir analogue à celui des oxydases.
Atténuation des infections.

2° *Rôle d'auto défense*

ACIDE CACODYLIQUE. . .
{ Suractivité donnée aux glandes lymphoïdes et en particulier aux polynucléaires.

3° *Rôle dynamique*

SULFATE DE STRYCHNINE ET CAMPHRE . . . . .
{ Stimulant des centres respiratoires.
Réaction contre l'asthénie nerveuse, le collapsus.
Toni-cardiaque.

L'action antitoxique de la Toxidrine dans la *grippe en particulier*, et dans les *infections des voies respiratoires* en général, paraît démontrée par ce fait : *La disparition rapide de la température et le retour progressif à la normale.*

Action bactériolytique

Au point de vue bactériologique nous pouvons déclarer que la Toxidrine possède des propriétés bactériolytiques très nettes.

Nous basons notre affirmation sur des constatations faites au cours d'examens bactériologiques de crachats de tuberculeux grippés ou, en poussées de tuberculose aiguë active, et soumis aux injections de Toxidrine pour atténuer la virulence des associations microbiennes.

Chez tous ces malades, après quinze jours à trois semaines de traitement, les bacilles furent trouvés dans les préparations, réunis en amas serrés, comme *agglutinés*. En outre une grande partie des bacilles avait subi *une dégénérescence granuleuse* et les exemplaires furent *trouvés englobés dans des particules incolores et transparentes comme des bactéries en suspension dans un liquide à anticorps.*

On peut supposer que les particules incolores dans lesquelles les bacilles se trouvent enrôlés sont des parties de protoplasma leucocytaire, lequel détruit partiellement par un phénomène biologique, par exemple, émigration du noyau, ne serait visible qu'en enveloppant le micro-organisme ennemi.

Nous pensons que l'action bactériolytique doit être attribuée principalement à la Toxidrine qui augmenterait le pouvoir *lipasique* des leucocytes humains. En 1910 à la suite de recherches sur une diastase contenue dans l'hydrastis canadensis, nous avions observé les mêmes phénomènes d'agglutination et de dégénérescence dans les préparations de crachats de tuberculeux soumis aux injections d'hydrastinine comme traitement préventif des hémoptysies. Dans la suite nous avons observé les mêmes phénomènes dans les préparations de crachats de tuberculeux soumis à la Toxidrine à hautes doses et qui n'étant pas sujets aux hémoptysies, n'avaient pas suivi de cure d'hydrastinine.

Un contrôle nous permit d'établir que les tuberculeux de la première série avaient tous, en même temps que leur cure d'hydrastinine, suivi un traitement de la solution dénommée depuis Toxidrine dont l'action pour nous était, à ce moment, uniquement dynamique et toni-cardiaque. La Toxidrine avait donc agi dans les deux séries comme un liquide à anticorps.

INDICATION GÉNÉRALE DE LA TOXIDRINE

Infections des Voies respiratoires

*Pneumonies — Bronchites fétides — Étapes aiguës de
la tuberculose et association microbiennes.*

Les travaux de Seibert, de New-York, ont mis en
lumière l'action spécifique du Camphre sur le pneumocoque. Le Docteur Lafon (thèse de Paris) vient de montrer
les excellents résultats obtenus par l'huile camphrée à
hautes doses chez les vieillards. La Toxidrine qui réunit
les propriétés de l'huile camphrée à hautes doses à celles
du Cacodylate de Gaïacol et de la Strychnine peut consti-
tuer un traitement de choix dans les pneumonies, les
bronchites fétides et d'une façon générale dans toutes les
associations microbiennes des infections des voies respiratoires. Nous ne reviendrons pas sur les rôles de ces
éléments décrits au chapitre du traitement de la grippe ;
il nous faut cependant insister sur les résultats heureux
que donne la Toxidrine dans les étapes aiguës *de la tuberculose.*

LA TOXIDRINE ET LA TUBERCULOSE

*Son indication aux étapes aiguës de la maladie. — Son
rôle antitoxique contre les associations microbiennes.*

La Toxidrine n'est pas un remède curateur de la
tuberculose ; mais elle peut intervenir efficacement aux
périodes aiguës de la maladie ; là où les associations microbiennes tiennent le premier rang. *Elle atténue la
poussée infectieuse, elle peut transformer le phtisique
condamné en un tuberculeux curable.*

Si au début, le tuberculeux est surtout un déminéralisé, il faut reconnaître, que ce qu'on est convenu de nommer deuxième, troisième période, représente en réalité les étapes successives des infections mixtes de plus en plus virulentes. Les cavernes, les foyers de ramollissement sont autant d'abcès à streptoccoques, à pneumoccoques, à staphyloccoques, à tétragènes, etc. ; toute la faune microbienne y est représentée. L'infection bacillaire elle-même, devient active, envahit l'organisme et se généralise sans qu'aucune médication spécifique, sérum ou tuberculine, ait pu jusqu'à ce jour arrêter sa marche.

Depuis treize ans de pratique de la tuberculose, nous avons tour à tour essayé les différents agents préconisés pour combattre cette maladie. Au cours de traitement de tuberculeux atteints de grippe, complication si redoutable pour eux, nous avons été conduits à constater des résultats inespérés que donnait la Toxidrine chez ces malades en pleine poussée aiguë. La suggestion est ici hors de cause : les examens bactériologiques surtout chez des malades graves ne peuvent tromper. Ils nous firent constater le travail de défense de l'organisme, l'aspect des bacilles, *réunis en amas comme agglutinés, la dégénérescence de beaucoup d'entre eux,* la préparation dans son ensemble donnant l'aspect *de bactéries en suspension dans un liquide à entrecorps.*

La Toxidrine avait arrêté la marche aiguë de la poussée tuberculeuse activée ou non par la grippe.

Parallèlement aux constatations bactériologiques nous avions vu l'expectoration diminuer, les lésions se circonscrire, les râles humides se transformer peu à peu. La température baissait progressivement pour peu à peu disparaître. La poussée tuberculeuse aiguë reprenait l'allure d'une tuberculose chronique torpide.

Les observations, nombreuses, nous permettent d'admettre que, comme nous le disions plus haut, les injections de Toxidrine transforment le phtisique *infecté* en un tuberculeux *curable.*

En 1901, au Congrès de Londres nous avions cité les

résultats obtenus par nous sur 5o malades traités par le Cacodylate de Gaïacol. Dans la suite, M. le Docteur Burlureau fit des constatations analogues. Huchard et Faure Miller ont préconisé les injections d'huile camphrée dans la tuberculose. Alexander en particulier (Münch. med. Wochenschr. 1900, page 291) a appliqué le Camphre sytématiquement dans le traitement de la tuberculose et déclare avoir obtenu des résulats très satisfaisants. La réunion de ces deux agents dans la Toxidrine explique-t-elle en partie l'action de cette préparation sur la tuberculose ?

Nous avons eu l'occasion d'essayer les injections de Toxidrine chez les tuberculeux déprimés et qui se défendaient mal du fait de l'évolution chez eux d'accidents syphilitiques négligés. Le Docteur Sergent a montré que la syphilisation crée un terrain d'élection pour la tuberculose et que cette prédisposition s'exerce d'une façon toute particulière chez les enfants issus de parents syphilitiques. On lira parmi nos observations, deux observations types de tuberculeux syphilitique, en pleine misère physiologique et rétablis sous l'influence d'un traitement mixte. L'une a trait à un tuberculeux, porteur de plaques spécifiques buccales, d'ulcérations pharyngées, en un mot en pleine évolution d'accidents secondaires.

L'autre concerne un tuberculeux porteur d'accidents tertiaires graves — orchite syphilitique avec ulcération et abcès cutanés du scrotum. L'état général des deux malades était très mauvais, tous deux habitants d'une petite commune, ne suivaient aucun traitement spécifique.

Nos deux malades furent soumis parrallèlement aux injections de Toxidrine pour lutter contre leur diathèse tuberculeuse et aux injections de biiodure de Hg pour combattre leur syphilis. La réaction de Wassermann fut négative après six semaines de traitement. Les accidents locaux disparurent complètement. L'état général redevint excellent.

On sait à quels obstacles se heurte parfois la thérapeutique. L'association de ses deux maladies entraîne de telles complications qu'il est difficile de faire la part de l'élément actif, spirochette ou bacille de Koch.

Peut-être la combinaison de l'*arsenic*, injecté avec le cacodylate de gaïacol, et du *bi-iodure de Hg* eut-elle l'action spécifique qu'on a voulu attribuer à ces deux corps vis-à-vis de la syphilis, tandis que parrallèlement, le *camphre* et la *strichnine* relevant la déchéance organique ; la médication fut extrèmement active, et les résultats très rapides.

Nous citons ces exemples ; car trop souvent la thérapeutique est désarmée devant la marche *foudroyante* que prend la *tuberculose* chez les *syphilitiques*.

La Toxidrine n'a *pas d'influence sur la tension artérielle*. Nous avions montré en 1905 dans un travail présenté à l'Académie de Médecine que certains médicaments ont une action nocive sur la tension artérielle — (Interprétation nouvelle du mécanisme de l'hémophtisie tuberculeuse — Barbary, Académie de Médecine, janvier 1905) Rudeval, éditeur, Paris.

Nous avons enregistré régulièrement la tension des malades traités par nous par la Toxidrine sans constater des phénomènes d'hypertension dus au traitement.

Le traitement par la Toxidrine, qu'il s'agisse de grippe — de pneumonie, d'infection bacillaire tuberculeuse constitue une médication *anti-toxique :* il convient de lui conserver ce rôle.

C'est dire que la médication *symptomatique* persiste et ne doit-être négligée en rien. Hygiène du malade — Aseptie corporelle. — Aseptie des muqueuses.

Traitement tonique général.

Révulsifs.

Potions expectorantes.

Personnellement nous avons toujours fait marcher de front les deux médications.

POSOLOGIE

Dans la grippe

Forme grave, pneumonie grippale, broncho-pneumonie : Injecter durant la crise aiguë *une* à *deux* ampoules. *chaque jour.*

Dans la grippe légère, convalescence de la grippe, grippe prolongée ; une seule ampoule chaque jour.

Pneumonies, Pneumonies des vieillards
Bronchites fétides

Une à deux ampoules durant la crise aiguë chaque jour.

Une ampoule chaque jour dans la suite.

Etapes aiguës de la Tuberculose
Associations microbiennes

Durant la poussée aiguë : Une à deux injections chaque jour pendant 8 à 10 jours.

Dans la suite : Cure de dix jours d'injections (une injection chaque jour) suivies de 10 jours de repos et reprendre suivant indications.

Seringue en verre de cinq grammes ; aiguilles en platine longues.

Aseptie habituelle.

L'injection — de préférence *profonde* — dans la région fessière faite *lentement* est indolore.

MALADES TRAITÉS PAR LA TOXIDRINE

OBSERVATIONS

Nous avons choisi parmi les nombreux malades traités par nous par les injections de Toxidrine des cas types scrupuleusement étudiés.

Les uns ont trait à des infections grippales pures, les autres à des infections des voies respiratoires telles que pneumonies, infections aiguës de la tuberculose pulmonaire, associations de la tuberculose et de la syphilis, etc.

Nos observations ont été contrôlées par des examens bactériologiques.

Broncho-pneumonie grippale. — M. R..., 42 ans.

Début insidieux, par une fatigue générale, des frissons. Symptômes de grippe légère et prolongée, puis élévation de la température à 40, toux quinteuse, dyspnée intense, crachats légèrement sanguinolents et rouillés.

A l'auscultation, foyers multiples. Le souffle se confond avec des râles abondants disséminés.

Faiblesse générale extrême.

On injecte deux ampoules de toxidrine, une matin et soir.

Les jours suivants, les symptômes persistent et nous font craindre une poussée de pneumonie tuberculeuse. L'examen des crachats ne révèle que des pneumocoques, des streptocoques, etc. On injecte une ampoule de toxidrine chaque jour. La médication symptomatique n'est pas négligée : ventouses, sinapismes, potion expectorante à base de benzoate de soude et antimoine, boissons toniques.

Les foyers se déplacent, procèdent pas poussées successives. Le souffle et les râles sous-crépitants se confondent.

Après une huitaine, durant laquelle la toxidrine a été donnée régulièrement, une défervescence se produit. La dyspnée est moins intense, elle a tendance à disparaître, la température se maintient autour de 38°. Les foyers se localisent sous forme de petites poussées congestives. L'asthénie disparaît.

Le traitement est maintenu et après quinze jours, la défervescence se fait nettement. La convalescence fut extrêmement courte.

L'examen bactériologique des crachats les avait montrés composés de mucus englobant d'abondants globules de pus, leucocytes dégénérés isolés et d'autres en agglomérations, de nombreuses cellules épithéliales pavimenteuses, des cellules épithéliales des bronches, quelques-unes à l'état de dégénérescence très prononcée, quelques hématies, de rares fibres élastiques.

Pas de bacilles de Koch, mais plusieurs chainettes de spectrocoques, quelques sarcines tetragènes, d'abondants staphylocoques, pneumo-bacilles et bactéries de la famille du Proteus.

Grippe prolongée à forme asthénique grave chez un vieillard de 75 ans. Guérison par la Toxidrine.

M. M..., 75 ans, depuis quelques années, durant l'hiver surtout, présente de la congestion bronchique, de l'emphysème. En octobre 1910, a eu une hémorragie cérébrale légère, mais à symptômes très nets, dont il s'est remis peu à peu. Fin décembre, il est atteint de grippe, sans localisation pulmonaire très grave mais l'intoxication grippale entraîne immédiatement une adynamie complète. L'asthénie est tenace, se généralise : faiblesse musculaire, somnolence, digestion pénible, constipation opiniâtre, amaigrissement. Pas de sucre ni d'albumine. Température 38, 38,5.

Cet état de misère physiologique progressif depuis le début de la grippe en janvier, ne cède pas en février, malgré les traitements mis en œuvre et en mars on craint une issue fatale. En mars, nous injectons une série de douze ampoules de Toxidrine. Ces injections remontent suffisamment l'état général pour permettre de transporter le malade à la campagne en avril. En mai, juin, juillet, août, la Toxidrine injectée par cures de dix ampoules a entraîné une véritable résurrection.

M. M... qui, de décembre à avril, ne quittait pas le lit ou le fauteuil, a repris peu à peu ses forces. L'appétit revint, les selles furent régulières. Le malade engraissait progressivement et dès le mois de mai pouvait sortir, faire des courtes promenades et vivre d'une vie normale.

L'amélioration s'était donc produite sous l'influence de la Toxidrine injectée en mars, à la période critique, et donnée dans la suite par cures sur un organisme complètement débilité.

Action de la Toxidrine sur un tuberculeux syphilitique, *chez lequel les deux affections négligées avaient entraîné une misère physiologique prononcée.* — M. D..., 31 ans, cultivateur.

A notre premier examen, se présente très affaibli. Amaigrissement rapide en trois semaines, température variant entre 37.8 et 38.5, respiration difficile, langue sale, pas d'appétit. A l'auscultation, à gauche, frottements et matité au sommet en arrière, râles humides. A droite, légère matité, respiration rude, expiration prolongée, râles sifflants fins.

Le malade aurait eu la syphilis et l'examen de la bouche nous

montre le pharynx et la cavité buccale, sièges de plaques et d'ulcérations sur la langue, les amygdales et à la face interne de la lèvre
inférieure. Après l'apparition du chancre, le malade avait pris
quelques pilules, puis sans suivre aucun traitement, avait continué
à travailler jusque dans ces derniers temps. L'examen bactériologique est positif pour le bacille de Koch et la réaction de Wassermann positive pour le spirochète.

La tuberculose probablement ancienne, subit un réveil du fait
de la misère physiologique déterminée par la syphilis récente.

Pour relever l'état général et arrêter la marche aiguë de la tuberculose, nous injectons la Toxidrine, à la dose d'une ampoule
chaque jour. Après une huitaine nous associons à notre cure,
chaque jour, une injection de 8 milligrammes de biodure de Hg.,
désinfection de la cavité buccale, badigeonnages au nitrate d'ar-
gent au 40ᵉ, lavages à l'eau oxygénée.

Ce traitement est continué méthodiquement chaque jour pendant trois semaines, puis tous les deux jours dans la suite.

Après quinze jours, plus de température, l'appétit est revenu,
le malade se sent des forces et se promène. Après six semaines, la
poussée pulmonaire est éteinte pour faire place à des symptômes de
chronicité.

Après deux mois, la réaction de Wassermann est négative.

Le malade a engraissé de 7 kilos et peut reprendre ses occupations à la campagne.

Nous lui indiquons le traitement antisyphilitique classique à
prendre désormais par cures régulières.

L'association de la Toxidrine, agent dynamique et antiseptique à la cure mercurielle spécifique a eu raison rapidement des accidents syphilitiques et de la poussée tuberculose aiguë.

Pneumonie grippale. — M. P..., 35 ans, employé, pris de
malaises, fatigue générale, frissons, température élevée à 39.5.

Nous le voyons au quatrième jour ; il est traité pour de la
grippe pulmonaire, mais sans localisation nette.

Le malade est très abattu, il a une toux quinteuse suivie de
quelques crachats rouillés expectorés avec peine. Dyspnée intense.
A l'auscultation, pas de matité franche, pas de râles, ni de souffle
tubaire nets. Nous constatons des petits foyers de congestion aux
bases. Nous pensons à une pneumonie grippale dont le foyer est
encore dissimulé. Nous conseillons la Toxidrine, qui est injectée.

Le surlendemain, la température s'est un peu amendée, le malade est moins abattu, la dyspnée moins vive. A l'auscultation,
nous constatons à droite, à la partie moyenne, des râles, et au moment de l'inspiration un souffle qui semble se confondre avec eux.
Toxidrine et médication symptomatique. Le lendemain et les jours
suivants, les signes de l'auscultation sont très nets ; il s'agit bien

d'une penumonie dont le foyer primitif était pour ainsi dire central, le caractère grippal transforme l'allure de la maladie. La pneumonie devient lobulaire ; elle procède par poussées successives. La Toxidrine a été injectée régulièrement. La température, après quelques oscillations entre 38.8 et 39.5, évolue rapidement autour de 38, 38.2.

La faiblesse générale disparaît progressivement et brusquement l'infection grippale semble tourner court. La pneumonie s'amende pour prendre l'allure d'une bronchite grippale qui elle-même cède vite.

La convalescence est extrêmement courte et la maladie, malgré des pousseées successives, sa nature protéique, ne laisse pas de trace.

L'examen bactériologique des crachats avait indiqué une association microbienne composée de pneumocoques, de streptocoques, de bacilles encapsulés et de rares staphylocoques pryogènes.

Le streptocoque dominait, comme on le constate souvent dans les formes lobulaires.

Action de la Toxidrine sur une, tuberculose aiguë, *devenue rapidement une forme torpide avec bon état général.* (Communiqué par M. le docteur De Giovanni, de Nice). — M. M..., 30 ans, Nice, malade traité et suivi par M. le docteur De Giovanni.

Rien dans les antécédents héréditaires, pas de maladies antérieures, pas de syphilis, pas d'éthylisme. Vu en juillet 1911, l'affection actuelle semble remonter à plusieurs mois. Depuis un an environ, le malade tousserait et aurait maigri.

A l'examen, amaigrissement ; poids, 46 kilos : facies pâle, peau chaude, dyspnée, l'essoufflement suit la moindre fatigue, transpiration la nuit, pas d'appétit, température élevée, toux fréquente, expectoration nummulaire.

Examen des crachats fait par M. Daumas, bactériologiste : positive pour le bacille de Koch.

Poumons : rien à gauche. A droite, matité en avant et arrière au sommet, vibrations augmentées, gargouillement surtout marque dans la région sous-claviculaire. Les râles s'étendent jusqu'à la région du mamelon ; ils sont nets dans le quart supérieur du poumon en arrière et également perçus dans la partie supérieure de la région auxiliaire. En dehors de ces râles, on note une respiration soufflante dans toute la fosse sous-claviculaire,

Cœur : tachycardie légère.

Foie et rate normaux.

Du côté intestinal : diarrhée, pas de douleur à la pression de l'abdomen.

Pas d'œdème malléolaire, urines normales.

Le malade est mis au repos absolu, il est envoyé à la campagne et commence à suivre un traitement à l'ichityol et à l'arseniate de soude, régime alimentaire sans suralimentation. Le 17 juillet, on commence les injections de Toxidrine.

1er septembre, le malade a augmenté de 6 kilos en 1 mois et demi. La toux a diminué. La toux émétisante ne s'est répétée que deux fois. Bon appétit, nuits calmes.

A l'auscultation, les râles ont pris un caractère moins humide. Le souffle s'entend toujours en avant et en arrière, mais le gargouillement a diminué.

15 septembre. Poids stationnaire. Le malade continue à moins tousser, trois ou quatre fois dans la journée. La fièvre est tombée. Dans ces 15 jours, la température la plus élevée a été 37.6 rectale. Les nuits sont bonnes, mais le malade ressent souvent une sensation de froid pendant la nuit. Plus d'essoufflement quand il marche. Le malade ne crache presque plus.

Le souffle est toujours très net, avec quelques râles humides à la partie inférieure.

30 septembre. Le malade a encore gagné 4 kilos. Il pèse actuellement 56 au lieu de 46 kilos. Il ne tousse que deux ou trois fois dans la journée.

L'expectoration est presque nulle et a perdu son caractère nummulaire. La température est à la normale. Le malade a eu une fois 38 après une journée de fatigue.

Les râles qui environnent le foyer de sa caverne sont bien moins nombreux et moins humides.

15 octobre. Le malade pèse 57 kilos. Toux et expectorations presque nulles. Température maximum le soir rectale 37.5.

Souffle caverneux net ; mais les râles ont presque totalement disparu. A peine on perçoit quelques râles. Le malade reprend son travail de comptable avec un bon état général.

Cette observation montre l'action de la Toxidrine sur la poussée aiguë de l'infection chez un phtisique alité, gravement atteint et devenu rapidement un tuberculeux à forme torpide et qui a pu reprendre ses occupations.

Pneumonie aiguë lobaire grippale. -- Mme S...

Vue au troisième jour. Dyspnée, point de côté, toux quinteuse très pénible, quelques crachats striés ambrés, température 39.2. A droite, matité et à l'auscultation râles crépitants à la fin de l'inspiration et se propageant dans le creux axillaire. La dyspnée prédomine, on compte 38 à 40 inspirations par minute. Langue sèche, pâteuse. Urines rares.

On injecte, matin et soir, une ampoule de Toxidrine.

Le lendemain la température s'est abaissée légèrement ; mais à droite, la matité est complète et à l'auscultation la bronchophonie est nette en même temps qu'on perçoit le souffle tubaire. Injections de deux ampoules de Toxidrine.

Le lendemain, nous constatons que la température s'est encore abaissée dans la nuit, la dyspnée est moins intense et ce qui nous frappe surtout c'est le réveil du malade. L'adymanie presque complète au début, a disparu. Les urines sont abondantes.

Le lendemain, la température est à 37.8, les symptômes locaux moins bruyants, les crachats plus abondants, plus aérés, la dyspnée moins violente. Injection d'une ampoule.

Durant deux jours encore, état stationnaire : une ampoule chaque jour .

La température est revenue à la normale, le matin les urines deviennent abondantes. Localement, la matité a disparu en partie à l'auscultation on constate le râle crépitant de retour. Les jours suivants, convalescence extrêmement rapide. Le malade n'a presque pas perdu de poids. On a continué durant la convalescence la Toxidrine à la dose d'une ampoule chaque jour.

L'examen des crachats avait permis de constater la présence d'abondants pneumo-bacilles, de très nombreux diplocoques et des staphylocoques. Pas de bacilles de Koch.

Poussée aiguë de tuberculose *chez une tuberculeuse à forme torpide. Mauvaise hygiène. Surmenage. Amélioration rapide obtenue par la Toxidrine.* — Mlle J..., couturière à la campagne.

En 1910, la malade a souffert de troubles dyspeptiques. De 1910 à 1911, les troubles gastriques se sont accentués, suivis de faiblesse générale, d'anémie, règles difficiles. En 1911, a une hémoptysie brutale avec, les jours suivants, des symptômes pulmonaires peu marqués, râles de congestion disséminés, de la rudesse, de la matité aux sommets, surtout à droite. La respiration est saccadée, pénible, peu de température, mais ce qui domine c'est une extrême faiblesse, état syncopal marqué.

Nous la voyons deux jours après son hémoptysie et nous apprenons qu'elle habitait une chambre étroite, mal aérée, et où était morte une tuberculeuse. L'extrême faiblesse de la malade nous fait tout d'abord lui injecter de la caféïne, de l'huile camphrée ; l'alimentation est très difficilement tolérée. Dès le troisième jour, après quelques injections d'hydrastinine pour éviter le retour de l'accident hémorragie, nous utilisons la Toxidrine, une ampoule chaque jour.

Après huit jours, la faiblesse générale a disparu en partie, la malade tolère du bouillon de légumes, des œufs. Après quinze jours, l'amélioration est manifeste. Nous lui faisons faire une cure d'air dans un jardin voisin. Durant trois mois. par séries de dix injections, nous avons continué la Toxidrine. La malade a gagné 5 kilos et a repris ses occupations.

Le résultat obtenu est d'autant plus digne d'intérêt qu'il s'agissait d'une pauvre ouvrière de campagne, vivant au jour le jour et dans des conditions d'hygiène très difficiles.

Action rapide de la Toxidrine *sur deux poussées congestives tuberculeuses.* — Mlle B... P..., 17 ans. (Malade examinée et suivie par M. le docteur Salemi, de Nice).

Enfance très délicate, rhino-pharingite chronique, végétation adénoïdes. A eu deux fois la scarlatine, des bronchites légères.

En 1911, en janvier, faiblesse générale, toux, amaigrissement, température chaque jour 38.8 à 39 le soir.

A l'auscultation, sommet gauche matité, râles sous-crépitants, frottements ; en avant, râles crépitants.

A droite, légère matité, respiration rude. La Toxidrine, injectée à la dose d'une ampoule chaque jour, entraîne tout d'abord la chute et la disparition de la fièvre très rapidement. Il est à noter que la température depuis plusieurs jours n'avait cédé à aucun des anti-thermiques habituels.

Dans la suite, deux cures de Toxidrine aboutissent à une amélioration très nette et dans l'état local et dans l'état général.

On suspend le traitement. La malade, qui a repris une vie normale, sort, se promène, est vue par un médecin spécialiste qui traite son naso-pharynx.

En octobre, la malade qui, jusqu'à ce moment, paraissait bien, est reprise de malaises généraux, avec température élevée jusqu'à 40 degrés.

Nouvelle cure de Toxidrine. On injecte deux séries de dix ampoules. La température tombe dès le début du traitement.

Nous examinons la malade commencement novembre : à l'auscultation, à gauche, sonorité, au sommet presque normale, respiration un peu rude mais pas de frottements, pas de râles.

A droite, la respiration paraît normale. La malade a engraissé de 2 kilos 500, a bon appétit, pas de fatigue générale.

La Toxidrine a donc agi sur la seconde poussée tuberculeuse comme sur la première et sa rapidité d'action a non seulement évité les conséquences de l'infection sur l'état général, mais a même permis à la malade de gagner plus de deux kilos au cours du traitement.

Tuberculose, poussée aiguë et accidents tertiaires graves. — M. S..., cultivateur, réformé au régiment à la suite d'une pleuro-pneumonie.

En 1911, il vient nous consulter pour une maladie des testicules. A notre examen, nous constatons une orchite volumineuse du testicule droit qui, d'après le malade, remonterait à trois mois. La peau du scrotum présente trois ulcérations nettes et deux abcès cutanés qui, incisés, laissent échapper du pus fétide. Un lavage à l'eau oxygénée dédoublée fait voir que les clapiers ouverts communiquent entre eux. Nous diagnostiquons une orchite syphilitique droite et la réaction de Wassermann, quelques jours après, confirme notre diagnostic.

Le malade prétend ne pas avoir eu connaissance d'un chancre initial. Il ajoute que depuis quatre mois, il éprouve de la fatigue générale, des vertiges, des difficultés à respirer, et qu'il a maigri beaucoup. A l'auscultation, on constate à gauche, en haut, en arrière, de la matité, des frottements, des râles fins sibilants, à droite le murmure nésiculaire est affaibli, la respiration un peu rude.

Accidents tertiaires syphilitiques chez un tuberculeux chronique. Pas de traitement, pas de règles d'hygiène.

Nous soumettons le malade aux injections de Toxidrine chaque jour et parallèlement aux injections de biodure de Hg. Durant 15 jours, localement, pansement et lavages à l'eau oxygénée dédoublée.

Après huit jours, le scrotum paraît moins volumineux, les abcès et les lucérations se transforment. Après quinze jours, le traitement est suivi tous les deux jours. Les ulcérations se cicatrisent peu à peu. Après deux mois, la peau du scrotum est normale, disparition complète des gommes syphilitiques, le testicule reste dur et gros au toucher.

Le malade a engraissé, pas de fièvre. Etat local pulmonaire sans réaction aiguë, état torpide.

Etat général très amélioré. Après trois mois, la réaction de Wassermann est négative. M. S... reprend son travail aux champs.

OBSERVATIONS ANCIENNES

ayant trait à des malades traités par nous

PAR LE

Cacodylate de Gaïacol

———

Nous avons réuni ici quelques observations pour mieux montrer l'action scientifique du Cacodylate de Gaïacol *sur la grippe.*

Broncho-pneumonie grippale à forme brutale. Guérison.
— Mlle L..., 25 ans, atteinte de grippe depuis deux ou trois jours,
symptômes généraux habituels, température 39°9, frissons.

A l'auscultation, au début, râles de bronchite avec points d'induration et râles plus disséminés, atonie, voix saccadée, faiblesse
générale. Le lendemain, même état, mais à l'auscultation les râles
ont subi un déplacement, ils sont maintenant crépitants, humides.
Leur localisation indécise fait penser à la forme grippale, dite pneumonie migratrice ou érysipélateuse.

Langue sèche, soif ardente, pouls à 130, respiration pénible,
sans crachats striés de sang. Médication symptomatique, ventouses,
terpine et antimoine, pyramidon, champagne, aseptie buccale et
pharyngée.

Nous injectons 5 centigrammes de cacodylate de gaïacol. Le
soir de l'injection, la température est à 38.5. Le lendemain les crachats sont plus abondants, l'amplitude respiratoire plus développée.
Râles humides et crépitants, foyer de congestion net. Température :
37.6 matin, 38.4, 38.8 soir.

Les jours suivants les injections de cacodylate de gaïacol sont
continuées. Les symptômes généraux s'amendent, les crachats sont
aérés. L'état général meilleur : la température tombe et la maladie
évolue comme une bronchite grippale simple.

Grippe à forme intestinale. — M. G..., 60 ans, dyspeptique.
Insuffisance hépatique ; sujet à de la lithiase biliaire.

Atteint par la grippe. Frissons, courbature, température 39°6.
A l'auscultation, quelques râles ronflants, très rares, en arrière.
Langue sale, sèche, abdomen légèrement ballonné, dilatation d'estomac, foie petit, rate normale. Cœur, quelques intermittences qui
correspondent à des faux pas du pouls petit. Faiblesse générale.
Dans les urines, pas de sucre, des traces d'albumine.

Nous indiquons de l'huile de ricin, un lavage de l'intestin
avec huile d'olive et eau de graines de lin bouillie, des cachets de
Salol et de bicarbonate de soude, du lait, de l'eau de Vals et quelques gouttes solution digitaline Miahle.

La température atteint 40°. Langue sèche. Abdomen légèrement douloureux au palper. Selles rares fétides. Le malade a l'aspect d'un typhique. A la percussion rate normale.

Nous insistons sur l'asepsie du tube digestif et nous injectons
le cacodylate de gaïacol. La température baisse.

Le lendemain, le surlendemain, même traitement. Lavage
d'huile. Salol, bicarbonate de soude, lait, eau de Vals et une injection de cacodylate de gaïacol. Le septième jour, la température est
à la normale. L'état général s'améliore. Le pouls est demeuré régulier. Les selles, jusqu'alors décolorées, commencent à se colorer et
à être moulées.

Les jours uivants la désinfection locale et générale continue et le malade se remet complètement de sa grippe intestinale.

Grippe traitée dès le début par le cacodylate de gaïacol.

Le malade a pu vaquer à ses occupations habituelles. — M. M..., 60 ans, professeur. Atteint par la grippe, présente une forme bronchique avec léger foyer de congestion à la base droite. Toux quinteuse. Expectoration difficile. Température 39° le premier soir.

Dès le premier examen, nous injectons 0.05 de cacodylate de gaïacol, ·gargarisme, solution expectorante.

Le malade tenu par des occupations urgentes sort et se rend à ses affaires dès le lendemain. Chaque jour, injections de cacodylate de gaïacol. Sauf quelques rares moments de fatigue dans la soirée, M. M... ne ressent pas trop de dépression.

Durant une huitaine, la grippe évolua ainsi, puis disparut sans laisser de traces.

Le fait serait banal si le malade en temps ordinaire ne présentait pas un état de santé des plus précaires. Il a parfois des accès de dyspnée cardiaque. C'est un artério-scléreux cardio-pulmonaire avec crise d'asystolie diastole incomplète, etc. Il a également des troubles intestinaux (atonie gastro-intestinale).

Vieillard de 77 ans. — M. R..., de Lille.

Santé habituelle extrêmement délicate. Habite les hivers régulièrement Nice. A eu autrefois des bronchites avec pleurésie gauche. Atteint de grippe en janvier 1907, présenta immédiatement de la congestion pulmonaire double avec prédominance à droite. Gros foyer de râles crépitants, ronflants. Température 39.7, frissons, faiblesse générale ; crachats rares, jaunâtres, 2 ou 3 teintés de sang.

Ventouses, solution de terpine, salol et quinine, cataplasmes sinapisés, lait potion de Tood, champagne. Le lendemain, mêmes symptômes ; température 39. Le malade est dans un état de torpeur extrême. Nous injectons du cacodylate de gaïacol ; même traitement général. Le soir, le malade paraît un peu mieux, température 38. Le lendemain, amélioration sensible : respiration plus ample, crachats rares, aérés, toux moins fréquente, température 37, injection de cacodylate de gaïacol, même traitement général.

Les jours suivants injection de cacodylate de gaïacol chaque matin. L'éat général s'améliore progressivement.

Au 12ᵉ jour, le malade a pu se lever sans fatigue et demeure deux heures dans le fauteuil. Les jours suivants, convalescence extrêmement rapide.

Au 20ᵉ jour, malgré ses 77 ans et sa santé générale depuis des années précaire, M. R... a repris sa vie normale.

Grippe chez un tuberculeux syphilitique. — Malgré le très
mauvais état général du malade, sous l'influence du cacodylate de
gaïacol, la grippe est demeurée bénigne. — L... D..., 31 ans, mère
tuberculeuse, père vivant. Antécédents personnels : bronchite fréquente, broncho-pneumonie en 1894. Depuis cette époque jusqu'en
1896, bronchite bacillaire avec sueurs, amaigrissement, hémoptysie.

En 1896, amélioration, la poussée active prend une forme torpide.

En 1897, le malade contracte la syphilis. Depuis 1897 jusqu'en
1905 avait eu à de très longs intervalles, de la bronchite, des poussées congestives sans gravité. L'état général s'était amélioré progressivement, en 1905 il pesait 75 kilos, les crachats ne présentaient
plus de bacilles.

En novembre 1905, à la suite d'un voyage, le malade avait eu
une mauvaise alimentation, il fut atteint d'entéro-colite aiguë.
L'affection intestinale eut un retentissement violent sur l'état général : fièvre, sueur et surtout amaigrissement progressif.

Durant l'hiver 1907, il ne pesait plus que 57 kilos lorsqu'il fut
atteint de la grippe.

Le malade eut une localisation rhino-pharyngée violente, des
douleurs musculaires, frissons, des râles sibillants en arrière à
droite, des râles sibillants et des frottements en arrière à gauche et
en avant sous la clavicule. Température 39°. Une analyse d'urine
faite quelques jours avant montrait que, malgré un traitement très
sérieusement suivi par le malade, le terrain offrait peu de ressource.

Immédiatement, nous avons injecté le cacodylate de gaïacol à
la dose de 5 centigrammes.

Dès le lendemain soir, la température était tombée à 38°, le surlendemain à 37°2. L'auscultation indiquait quelques râles très fins
en arrière et en avant, à gauche. Rien à droite, toux très légère, très
peu d'expectoration, crachats aérés spumeux contenant des streptocoques, pas de bacilles de Koch.

Le cinquième jour, le malade put se lever, sans fièvre.

La convalescence fut extrêmement rapide. Le malade fut maintenu pendant huit jours sous l'influence du cacodylate de gaïacol et
malgré le terrain des plus précaires, la grippe ne donna aucune
poussée aiguë à l'affection tuberculeuse.

Urine examinée quelques jours avant la grippe.

Diurèse totale augmentée.

Le dosage des éléments normaux indiquait que les constituants
urinaires présentaient en général une élimination journalière sen-
siblement normale. Cependant le rapport de l'acide urique à l'urée
est augmentée, trouble de nutrition générale. Pas d'albumine, pas
de sucre.

**Immunisation de l'organisme par une cure de cacodylate
de gaïacol** *ayant précédé l'infection grippale.* — Mme de P..., à
Nice, est traitée par nous pour de la tuberculose torpide, avec foyer
congestif du sommet droit, température habituelle 37.3, 37.5.

Chaque année, durant l'hiver, la malade a eu 2 ou 3 atteintes
de grippe. Elle attend avec terreur une nouvelle infection, les grippes précédentes ayant toujours entraîné des poussées aiguës pulmonaires avec température.

Dans le traitement que nous faisons suivre à la malade pour
son affection bacillaire, entraient des injections de cacodylate de
gaïacol, à pratiquer par séries.

Le hasard fit que l'on injectait depuis plusieurs jours à Mme de
P... du cacodylate de gaïacol lorsqu'elle fut atteinte par la grippe.

La température ne dépassa pas les premiers jours 38, pour
tomber immédiatement à 37.5 puis 37.2. En outre, l'auscultation
ne révéla aucune poussée au sommet droit, pas de toux ; quelques
rares crachats.

La grippe se localisa simplement au rhino-pharinx et évolua en
cinq jours.

Le fait très probant ici, c'est que les grippes précédentes en-
traînaient toujours de conséquences graves, toux opiniâtre, crachats, température, grosse poussée congestive du sommet surtout à
droite ; alors que cette dernière atteinte de grippe passa inaperçue
tellement la forme en fut atténuée, légère.

Nous attribuons ce fait aux injections qui avaient précédé l'in-
vasion grippale.

Le cacodylate de gaïacol avait eu ici un rôle préventif certain.

CONCLUSIONS

La Toxidrine est une solution antitoxique destinée au traitement des infections grippales en particulier et au traitement des maladies des voies respiratoires en général.

Le Camphre à hautes doses — le Cacodylate de gaïacol — le sulfate de strychnine entrent dans la composition de la Toxidrine qu'un procédé de laboratoire a permis de réunir en une solution parfaitement limpide et injectable.

Le Cacodylate de gaïacol introduit dans la thérapeutique par nous en 1900 a été préconisé d'abord dans le traitement de la tuberculose puis spécialement dans le traitement de la grippe à la suite des études du docteur Burlureau, à la Société de Thérapeutique 1906, et des notres, Académie de Médecine, 1906.

Les travaux récents ont après les recherches de Huchard, d'Alexander, montré l'action antitoxique toute spéciale de l'huile camphrée dans les infections pulmonaires — Baudet, de Toulouse, Seibert, de New-York, Lafont, Paris, etc., etc.

Le sulfate de strychnine a une action physiologique spéciale sur les centres respiratoires, Stricker et Rokitansky, Fernet et Huchard ont préconisé la strychnine pour combattre l'asthénie nerveuse de la grippe.

En réservant le nom de Toxidrine à une solution antitoxique préparée d'après notre formule et sous notre contrôle, nous avons voulu que notre agent thérapeutique put offrir toutes les garanties scientifiques au point de vue, valeur des produits, posologie, stérilisation.

Les indications de la Toxidrine découlent de la valeur thérapeutique même de ses composants. Cette préparation a une indication *nette, directe* dans les *infections grippales* (cacodylate de gaïacol, action spécifique — huile camphrée, action anti-toxique sur le pneumocoque — sulfate de strychnine, asthénie grippale).

Elle a une indication *générale* dans les maladies des *voies respiratoires* en général : pneumonies, bronchopneumonies, bronchites fétides.

Elle a une indication indirecte dans les poussées aiguës de la tuberculose, en agissant sur les *associations microbiennes*. La Toxidrine n'est pas un remède curateur de la tuberculose mais *elle atténue la poussée infectieuse*. Elle peut transformer le *phtisique* condamné en un *tuberculeux* curable.

L'action *anti-toxique* est démontrée par ce fait *que la fièvre tombe* dès les premières injections et que la température revient à la normale, en même temps que l'état général se transforme rapidement.

L'asthénie disparait et la convalescence est extrèmement courte, fait à signaler dans les infections grippales en particulier.

Le traitement par la Toxidrine qu'il s'agisse de grippe, de pneumonies, ne doit pas faire négliger la médication symptomatique. Révulsifs. Solutions expectorantes, hygiène thérapeutique, etc.

Au point de vue bactériologique la Toxidrine parait agir comme un *liquide à anti-corps*. Les préparations de crachats de tuberculeux grippés ou non, traités par la Toxidrine pour atténuer une poussée aiguë, montrent après huit à quinze jours, les bacilles réunis en amas, comme agglutinés ; une grande partie d'entre eux ont subi une dégénérescence granuleuse. Ce phénomène bactériologityque serait du principalement à l'action du camphre (huile camphrée à hautes doses) qui augmenterait le pouvoir lipasique des leucocytes humains.

La Toxidrine n'entraîne pas d'hypertension artérielle.

POSOLOGIE

Grippe :

1° Forme aiguë. — Injecter chaque jour une à deux ampoules.

2° Formes légères et dans la grippe prolongée. — Une ampoule chaque jour.

Dans la *pneumonie, bronchites fétides*, etc. :

Une à deux ampoules à la poussée aiguë chaque jour; une seule dans la suite, chaque jour.

Dans les étapes *aiguës* de la tuberculose, associations microbiennes. — Cure de dix jours, suivie de dix jours de repos et reprendre.

Seringue en verre de 5 grammes, aiguilles platine longues.

Aseptie habituelle.

L'injection, de préférence *profonde* dans la région fessière. faite très *lentement*, est *indolore*.

BIBLIOGRAPHIE

ASTRUC ET MARCO. — Etude chimique sur le cacodylate de gaïacol. Montpellier, 1910.

BARBARY (de Nice). — Le cacodylate de gaïacol. Etude et essais dans la tuberculose. Mémoire présenté à l'Académie de Médecine, janvier 1900. Bulletin de l'Académie de Médecine.
La lutte antituberculeuse, août 1901.
Un remède spécifique contre la grippe. Mémoire présenté à l'Académie de Médecine, 5 mars 1907.

BURLUREAUX. — Bulletin de la Société de thérapeutique, janvier 1906.
Bulletin général de thérapeutique, janvier 1906.

CHOAY (de Paris). — Bulletin des sciences pharmacologiques, septembre 1900.

ALEXANDER. — *Münch. Med. Wochenschr.* 1900, page 291. — Le traitement de la tuberculose par l'huile camphrée.

HUCHARD ET FAURE MILLER. — Les injections d'huile camphrée dans la tuberculose.

BAUDET (de Toulouse), 1909. — Rôle de l'huile camphrée dans les infections chirurgicales.

SEIBERT, de New-York. — Action antitoxique du camphre sur le pneumoccoque.

LAFON. — Thèse de Paris, 1911. — Traitement de la pneumonie des vieillards par l'huile camphrée à hautes doses.

www.ingramcontent.com/pod-product-compliance
Ingram Content Group UK Ltd.
Pitfield, Milton Keynes, MK11 3LW, UK
UKHW021018120726
13693UKWH00005B/2051